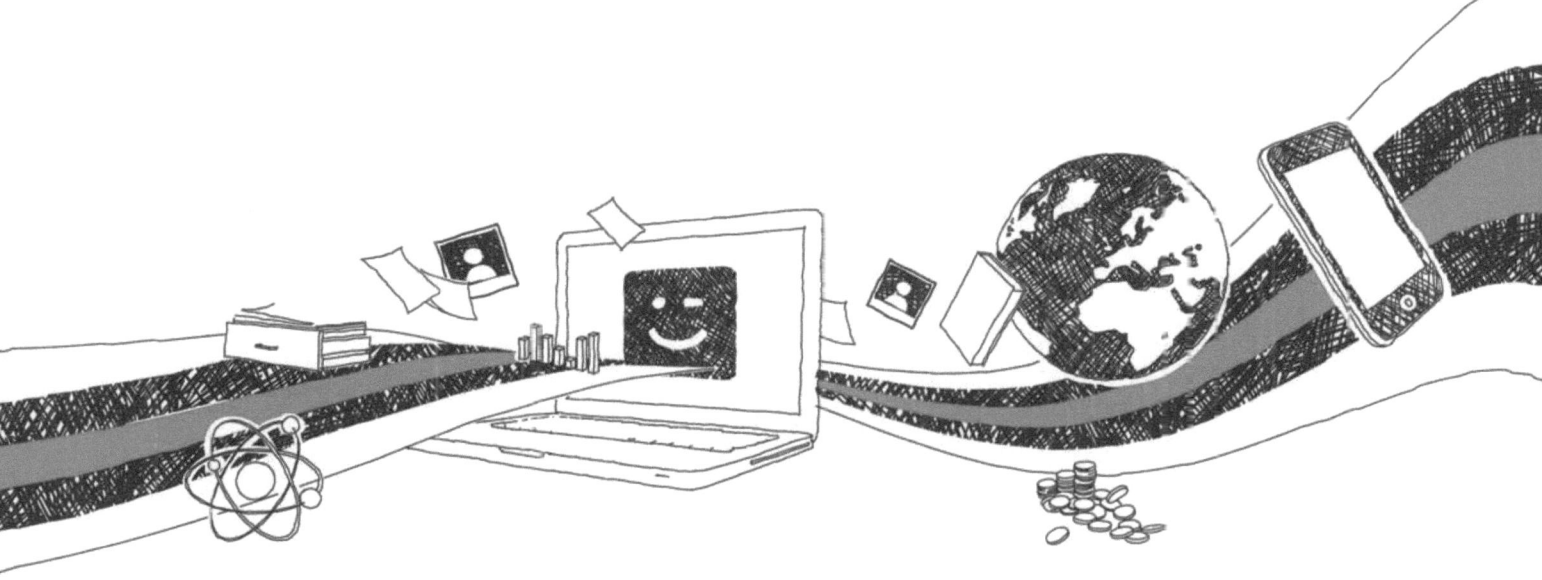
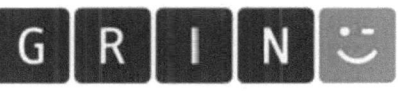

Sven Sauermann

Prozessmanagement im Krankenhaus. Wie sich der Marktzugang für Knochen Morphogenese Proteine (BMPs) außerhalb der Zulassung sichern lässt

GRIN Verlag

Bibliografische Information der Deutschen Nationalbibliothek:

Die Deutsche Bibliothek verzeichnet diese Publikation in der Deutschen National-
bibliografie; detaillierte bibliografische Daten sind im Internet über http://dnb.d-
nb.de/ abrufbar.

Impressum:

Copyright © 2013 GRIN Verlag GmbH
Druck und Bindung: Books on Demand GmbH, Norderstedt Germany
ISBN: 978-3-656-49628-1

Dieses Buch bei GRIN:

http://www.grin.com/de/e-book/233258/prozessmanagement-im-krankenhaus-wie-
sich-der-marktzugang-fuer-knochen

GRIN - Your knowledge has value

Der GRIN Verlag publiziert seit 1998 wissenschaftliche Arbeiten von Studenten, Hochschullehrern und anderen Akademikern als eBook und gedrucktes Buch. Die Verlagswebsite www.grin.com ist die ideale Plattform zur Veröffentlichung von Hausarbeiten, Abschlussarbeiten, wissenschaftlichen Aufsätzen, Dissertationen und Fachbüchern.

Besuchen Sie uns im Internet:

http://www.grin.com/

http://www.facebook.com/grincom

http://www.twitter.com/grin_com

Hochschule Koblenz / RheinAhrCampus Remagen

Fachbereich Wirtschafts- und Sozialwissenschaften

Berufsbegleitendes MBA-Fernstudienprogramm

Schwerpunkt: Gesundheits- und Sozialwirtschaft

Qualitätsmanagement in GuS-Betrieben

Sicherstellung des Marktzugangs für Knochen Morphogenese Proteine bei der Anwendung außerhalb der Zulassung (Off-Label-Use), durch Entwicklung eines Klinischen Indikationspfades (KIP) und krankenhausindividuelle Anpassung

Hausarbeit Sommersemester 2013

03.08.2013 (Abgabedatum)

Sven Sauermann

Inhaltsverzeichnis

Abkürzungsverzeichnis

BMP	Bone Morphogenetic Protein
	(Knochen Morphogenese Protein)
BSG	Bundessozialgericht
BVerfG	Bundesverfassungsgericht
EMA	European Medicines Agency
	(ehemals EMEA)
f&w	Zeitschrift: „führen und wirtschaften im Krankenhaus"
G-BA	Gemeinsamer Bundesausschuss
G-DRG	German Diagnosis Related Groups
ggfl.	gegebenenfalls
HTA	Health Technology Assesment
IQWiG	Institut für Qualität und Wirtschaftlichkeit im Gesundheitswesen
KBP	Klinischer Behandlungspfad
KHEntgG	Gesetz über die Entgelte für voll- und teilstationäre Krankenhausleistungen
	(Krankenhausentgeltgesetz)
KIP	Klinischer Indikationspfad
KU	Zeitschrift: „Krankenhaus Umschau"
LSG	Landessozialgericht
MDK	Medizinischer Dienst der Krankenkassen
RCT	Randomised Controlled Trial
	(Kontrollierte randomisierte Studie)
rh	recombinant human
	(rekombinant menschlich)
SGB V	Sozialgesetzbuch V

Rechtsmittelverzeichnis

SGB V

Sozialgesetzbuch (SGB) Fünftes Buch (V) – Gesetzliche Krankenversicherung vom 20. Dezember 1988 (BGBL I S.2477) zuletzt geändert am 15.02.2013 durch Art 4. Gesetz zur zusätzlichen Förderung von Kindern unter drei Jahren in Tageseinrichtungen und Kindertagespflege (BGBl. I S. 250), zitiert nach Aichberger, Sozialgesetzbuch mit Nebengesetzen, Ausführungs- und Verfahrensvorschriften, ISBN 978 3 406 64 808 3; 116te Ergänzungslieferung, C.H. Beck, Stand 19. Februar 2013

KHEntgG

Gesetz über die Entgelte für voll- und teilstationäre Krankenhausleistungen (Krankenhausentgeltgesetz – KHEntgG) vom 23. April 2002 (BGBl. I S. 1412, 1422) zuletzt geändert durch Art. 3 Gesetz zur Einführung eines pauschalierenden Entgeltsystems für psychatrische und psychosomatische Einrichtungen (Psych-Entgeltgesetz - PsychEntgG) vom 21.7.2012 (BGBl. I S. 1613), zitiert nach Aichberger, Sozialgesetzbuch mit Nebengesetzen, Ausführungs- und Verfahrensvorschriften, ISBN 978 3 406 64 808 3; 116te Ergänzungslieferung, C.H. Beck, Stand 19. Februar 2013

Zusammenfassung

Knochen Morphogenese Proteine (rh-Bone morphogenetic Proteins; rh-BMP) werden in Deutschland stationär auch außerhalb ihrer Zulassung angewendet. Die Kostenübernahme durch die Krankenkassen ist in diesen Fällen nicht sicher. Aus diesem Grund befasst sich diese konzeptionelle Arbeit mit dem theoretischen Bezugsrahmen zur Refinanzierung von BMPs im stationären Sektor in Deutschland und leitet auf der Basis des § 137 c SGB V zu einer praktikablen Lösung zur Sicherung des Marktzugangs für BMPs über. Zu diesem Zweck wird mit den Methoden des Prozessmanagements ein Klinischer Indikationspfad entwickelt.

Problemstellung

Die Vergütung der Applikation von rekombinanten Knochen Morphogenese Proteinen am Knochen außerhalb der Zulassung wird im stationären Bereich von Krankenkassen auf der Basis von MDK Gutachten zunehmend abgelehnt.[1] In der Folge stellen betroffene Krankenhäuser BMPs für Patienten außerhalb der Zulassung nicht mehr zur Verfügung.

Zielsetzung

Ziel dieser Arbeit ist es, mit den Methoden des Prozessmanagements einen Weg zu beschreiben, mit dem der Marktzugang über eine verlässliche Refinanzierung der Anwendung von BMPs bei geeigneten Indikationen außerhalb der Zulassung gesichert werden kann.

Methodik

In Anlehnung an den Prozess des klinischen Behandlungspfades wird der Prozess des klinischen Indikationspfades (KIP) abgeleitet und vorgestellt. Der theoretische Unterbau wird durch Einbeziehung von Standardliteratur und Literaturrecherche in PubMed gebildet. Da zahlreiche relevante deutschsprachige Artikel nicht in PubMed gelistet sind, ist es notwendig, die Suche in den Online-Portalen der einschlägigen Zeitschriften „KU", „f&w", „Das Krankenhaus", „Deutsches Ärzteblatt", sowie durch eine Suche in „google

---

[1] Eigene Daten des Projektes „MDK-data-collection", Auszug im Anhang C

1

scholar"[2] (hier werden nur Artikel bekannter Autoren und / oder bekannter Quellen berücksichtigt) zu ergänzen. Die Rechtsprechung wird über die Portale von BSG und LSGs recherchiert. Die weitere Bearbeitung erfolgt digital mit Microsoft Office und Adobe Standardsoftware, sowie Mendeley[3].

Inhaltliche Abgrenzung

Die Grundprinzipien der stationären Krankenhausvergütung im Rahmen des G-DRG-Systems, die Prinzipien der Abrechnungsprüfung durch MDK und Kostenträger, sowie die Prinzipien von Budgetverhandlungen zwischen Krankenhäusern und -kassen werden vorausgesetzt. Besonderheiten der Privat- oder Unfallversicherten, oder durch Vertragsärzte (Belegärzte) werden nicht beachtet. Die Rechtsgrundlage der Anwendung von Therapien außerhalb der Zulassung wird aus Sicht der stationären Refinanzierung dargestellt jedoch nicht vollständig in der Abgrenzung zum ambulanten Regelwerk diskutiert. Andere Rechtsbereiche bleiben unberührt. Regulatorische Vorschriften für verschreibungspflichtige Medikamente und die sich hieraus ableitenden Strategien, z.B. Zulassungsveränderung zur Sicherung des Marktzugangs, sowie die vielfältigen Herausforderungen und Grundlagen zur Evidenz-Gewinnung, als auch die Methodik von HTAs (Health Technology Assesment) bleiben ebenfalls unberührt.

Theoretischer Bezugsrahmen

Bone Morphogenetic Proteins (BMPs)

Rekombinante Knochen Morphogenese Proteine sind zur intraoperativen Applikation am Knochen vorgesehen. BMPs führen über die Differenzierung von Stammzellen zur Entwicklung knochenbildender Zellen und werden im Rahmen der operativen Stabilisierung bestimmter Knochenbrüche, direkt am Knochen appliziert.[4] Solche Operationen werden im stationären Umfeld durchgeführt. In Europa sind BMPs als Medikamente reguliert

---

[2] http://scholar.google.de/schhp?hl=de

[3] http://www.mendeley.com/

[4] G.Schmidmaier, P. Schwabe, B. Wildemann, N.P. Haas (2007): Use of bone morphogenetic proteins for treatment of non-unions and future perspectives: Injury: 38 Suppl 4: S.35–41.

2

und über die EMA (European Medicines Agency) zugelassen[5,6,7]. Sie werden bei verschiedenen Indikationen außerhalb der Zulassung angewendet[8,9,10].

Vergütung im stationären Bereich

Die Applikation von BMPs am Knochen ist im stationären Sektor über das G-DRG-System und im Jahr 2013 mit dem krankenhausindividuellen Zusatzentgelten ZE2013-63 und -64 nach § 6 (1) KHEntgG vergütet[11]. Neben der Leistungsmenge ist die individuell kalkulierte Entgelthöhe im Rahmen der Budgetverhandlung zu vereinbaren, was zu einer individuellen Ausgestaltung der Verhandlungsergebnisse unbewerteter Zusatzentgelte führen kann.

Prüfung der Abrechnung / MDK-Gutachten

Stationäre Abrechnungsdaten werden nach entsprechender Vorprüfung durch den Kostenträger nach § 275 SGB V dem MDK zur Prüfung übergeben. MDK Gutachten sind Einzelfallgutachten. Jeder zu überprüfende Fall wird anhand der Dokumentation durch Gutachter des MDK begutachtet.[12] Bundesweit sind damit grundsätzlich eine Vielzahl von unterschiedlichen Gutachtern mit der Thematik befasst. Dabei führt regelmäßig die Übertragung der für den ambulanten Bereich entwickelten Rechtsprechung des BSG in den stationären Bereich zur Empfehlung des MDK an die Krankenkassen die Vergütung

---

[5] European Medicines Agency (2011): *Opgenra eptotermin alfa:* http://www.ema.europa.eu/docs/en_GB/document_library/EPAR_-_Summary_for_the_public/human/000819/WC500046181.pdf [download 26.07.2013].

[6] European Medicines Agency (2011): *Osigraft eptotermin alfa.* <> [download 26.07.2013].

[7] European Medicines Agency (2012): *Inductos dibotermin alfa.*<http://www.ema.europa.eu/docs/en_GB/document_library/EPAR_-_Summary_for_the_public/human/000408/WC500032314.pdf> [download 26.07.2013].

[8] V. Alt, Ch. Meyer, H.D. Litzlbauer, R. Schnettler (2007): Treatment of a double nonunion of the femur by rhBMP-2: Journal of orthopaedic trauma: vol. 21, S. 734–7, <http://www.ncbi.nlm.nih.gov/pubmed/17986892> [download: 11.07.2013].

[9] P.P. Desai, A.J. Bell, M. Suk (2010): Treatment of recalcitrant, multiply operated tibial nonunions with the RIA graft and rh-BMP2 using intramedullary nails: Injury: 41 Suppl 2, S. 69–71. <http://www.ncbi.nlm.nih.gov/pubmed/21144932> [download 11.07.2013].

[10] A. Jones, R. Bucholz, M,J. Bosse, S.K. Mirza, T.R. Lyon, L.C. Webb, A.N. Pollak, J. Davis Golden, A. Valentin-Orpan (2006): Recombinant human BMP-2 and allograft compared with autogenous bone graft for reconstruction of diaphyseal tibial fractures with cortical defects: The Journal of bone and joint surgery: 90(5), S. 1431–1441. <http://www.ncbi.nlm.nih.gov/pubmed/18451418>

[11] InEK (2012): Anlagen_DRG-Entgeltkatalog_2013_20121019_20121023.pdf; <http://www.inek-crg.de/cms/content/download/3375/31653/version/5/file/Anlagen_DRG-Entgeltkatalog_2013_20121019_20121023.pdf> [download 23.10.2012].

[12] G. Sandvoss (2004): Umgang mit MDK-Gutachtern : Argumentationshilfen und Beschwerdewege: ArztRecht: 1, S. 4–9, <http://www.arztrecht.org/media/files/verlag/kassenarztrecht/MDK_Gutachten_2004.pdf> [download 26 July 2013]

für die Anwendung von BMP nicht zu übernehmen[13]. In der Folge wird die Therapie in betroffenen Krankenhäusern nicht mehr angeboten und steht damit auch für geeignete Patienten nicht mehr zur Verfügung.

Rechtliche Rahmenbedingungen

Durch die Ablehnung der Kostenübernahme bei stationären Fällen mit der Begründung des „Off-Label-Use" überträgt der MDK unzulässiger Weise[14] die vom BSG für den ambulanten Bereich entwickelten Grundsätze, die einerseits auf den Regelungen des § 135 SGB V "Verbot mit Erlaubnisvorbehalt", andererseits auf der Rechtsprechung des Bundesverfassungsgerichtes[15] beruhen, auf den stationären Bereich. Die Bewertung von Untersuchungs- und Behandlungsmethoden im Krankenhaus wird, anders als im ambulanten Bereich, nach § 137c SGB V (1) 1 "Erlaubnis mit Verbotsvorbehalt" geregelt.[16] Für Fälle, in denen der „Nutzen" nicht „ausreichend belegt [ist,...] insbesondere weil [die Methode] schädlich oder unwirksam ist", kann der G-BA die Methode auf Antrag, durch Erlass einer Richtlinie, von der Krankenhausbehandlung zu Lasten der gesetzlichen Krankenkassen ausschließen.[17] Eine Zulassung durch den G-BA bedarf es im stationären Sektor vor der Anwendung zu Lasten der GKV daher grundsätzlich nicht[18]. Allerdings bedeutet dies im Umkehrschluss nicht, dass grundsätzlich jede Therapie, die im stationären Sektor erbracht wird, auch zu Lasten der gesetzlichen Krankenkassen abgerechnet werden darf.[19] Die zuvor zitierten Paragraphen des SGB V finden sich im neunten Abschnitt des SGB V: "Sicherung der Qualität der Leistungserbringer". Entsprechend sind die kodifizierten Kriterien „ausreichend, zweckmäßig, wirtschaftliche Versorgung, allgemein anerkannter Stand der medizinischen Erkenntnisse" als Qualitätskriterien im

---

[13] „MDK-data-collection" a.a.O.

[14] H. Bitter (2011) Rechtsgutachten, Ehlers, Ehlers & Partner, München

[15] BVerfG: „Nikolausurteil" vom 06.12.2005; 1 BVR 347/98

[16] *I. Haag (2011): Off-Label-Use von Arzneimitteln im Krankenhaus:* Das Krankenhaus, *S. 248–250.*

[17] § 137 c (1) 1 SGB V; Bewertung von Untersuchungs- und Behandlungsmethoden im Krankenhaus

[18] A.W. Mautz (Bundesregierung): (2011) Antwort der Bundesregierung auf die Kleine Anfrage der Abgeordneten Birgitt Bender, Dr. Harald Terpe, Maria Klein-Schmeink, weiterer Abgeordneter und der Fraktion BÜNDNIS 90/DIE GRÜNEN: - Drucksache 17/6190 <*http://dipbt.bundestag.de/dip21/btd/17/061/1706190.pdf*> *[download 26.07.2013]*

[19] BSG Urteil vom 21.03.2012; B 3 KR 2/12 R

4

Sinne des § 2 SGB V[20] zu verstehen, die im ambulanten Sektor durch den G-BA und im stationären Sektor, wie oben angeführt, durch das Krankenhaus selbst zu überprüfen sind.[21]

Refinanzierung und Marktzugang

Es muss daher das Ziel sein, den Marktzugang von BMPs für geeignete Indikationen außerhalb der Zulassung über die Refinanzierung im stationären Bereich sicherzustellen. Da eine Abbildung im G-DRG-System indikationsunabhängig über ein Zusatzentgelt bereits erfolgt ist, kann der Marktzugang nur sichergestellt werden, indem im Einzelfall dargestellt wird, dass andere Verfahren nicht „ausreichend" sind und die gewählte Therapie trotz fehlender Zulassung „zweckmäßig" und „wirtschaftlich" ist und „dem aktuellen Stand der medizinischen Erkenntnisse" entspricht, um das Therapieziel zu erreichen. Welche Therapie im Einzelfall ausreichend ist, um das Therapieziel zu erreichen, kann nur vom behandelnden Arzt im Einzelfall, zusammen mit dem Patienten entschieden werden. Die Wirtschaftlichkeit der Anwendung von BMPs ist in Publikationen belegt.[22,23,24] Die Zweckmäßigkeit ergibt sich aus der Wirksamkeit des Medikaments, die in einem RCT[25] belegt ist. Der aktuelle Stand der Medizin wird in Form von Evidenz in verschiedenen Graden angegeben.[26] Welcher Grad der Evidenz vorliegen muss, um vom

---

[20] ebenda

[21] LSG Baden-Württemberg Urteil vom 27.01.2012, L 4 KR 2272/10

[22] Alt, V., Chhabra, A., Franke, J., Cuche, M., Schnettler, R. and Le Huec, J.-C. 2009. An economic analysis of using rhBMP-2 for lumbar fusion in Germany, France and UK from a societal perspective. European spine journal : official publication of the European Spine Society, the European Spinal Deformity Society, and the European Section of the Cervical Spine Research Society 18(6), pp. 800–6. Available at: http://www.pubmedcentral.nih.gov/articlerender.fcgi?artid=2899669&tool=pmcentrez&rendertype=abstract [Accessed: 25 September 2012].

[23] V. Alt, A. Eicher, A. Bitschnau, R. schnettler 2006. Kosten-Nutzen-Betrachtung des Einsatzes von rhBMP-2 bei offenen Tibiafrakturen. , pp. 463–470.

[24] Alt, V., Donell, S.T., Chhabra, A., Bentley, A., Eicher, A. and Schnettler, R. 2009. A health economic analysis of the use of rhBMP-2 in Gustilo-Anderson grade III open tibial fractures for the UK, Germany, and France. Injury 40(12), pp. 1269–73. Available at: http://www.ncbi.nlm.nih.gov/pubmed/19539926 [Accessed: 25 September 2012].

[25] S Govender, C. Csimma, H.K.Genant, A Valentin-Opran, , "Recombinant Human Bone Morphogenetic Protein-2 for Treatment Treatment of Open Tibial Fractures; A Prospective, Controlle, Randomized Study of Four Hundred and Fifty Patients," in The Journal of Bone and Joint Surgery, , 2002, 2123 – 2134.

[26] CM Seiler, "Evidence-based Medicine in der Chirurgie Themen der Zeit," in Der Chirurg; Zeitschrift für alle Gebiete der operativen Medizen, , 1999, 241–242.

aktuellen Stand der Medizin ausgehen zu können, ist nicht geklärt.[27] Daraus ergibt sich, dass im Rahmen der stationären Therapie, die an der Behandlung Beteiligten einen krankenhausindividuellen Konsens befolgen. Es ist eine Methode zu entwickeln, mit der das einzelne Krankenhaus in die Lage versetzt wird, den Vorgaben des BSG[13] zu folgen und die krankenhausindividuelle Bewertung eines Verfahrens „präventiv […] und selbst"[28] durchzuführen, zu dokumentieren und bei Bedarf zu kommunizieren.

Klinischer Behandlungspfad

Klinische Behandlungspfade (KBP) sind „eine geeignete Bezugsgrundlage", um die Ziele des Prozessmanagements im Krankenhaus umzusetzen.[29] KBP sind weiterhin Werkzeuge zur Herstellung einer definierten, reproduzierbaren Qualität klinischer Maßnahmen[30,31]. Sie definieren konkrete „Handlungsanweisungen" im Rahmen der Therapie[32].

Klinischer Indikationspfad

Zur Sicherung des Marktzugangs spielt der Prozess der Indikationsfindung, seine Dokumentation und die sich hieraus ergebende Qualität eine übergeordnete Rolle. Anders als beim KBP treten die Krankenhaus-Gesamtbehandlung und die Standardisierung der Behandlungs-Prozesse aus dem Fokus heraus, da die Erlössicherung das vorrangige Ziel ist. Ressourcen und Kosten spielen ebenfalls, anders als beim KBP, eine untergeordnete Rolle. Beim KBP geht es laut Roeder[33] um die Krankenhausgesamtbehandlung

---

[27] C. Scriba, M. Middeke "Was das IQWiG besser machen (können) sollte" Dtsch med Wochenschr; 2007 132(4): 137-138

[28] BSG, Pressemitteilung 9/13 vom 06.06.2013 < http://juris.bundessozialgericht.de/cgi-bin/rechtsprechung/document.py?Gericht=bsg&Art=en&sid=7f42a7fccff3d3d49c7ed237b06a9844&nr=12974&linked=pm> [Zugriff 27.07.2013]

[29] M. Greiling (2007): Pfade durch das Klinische Prozessmanagement Einführung in das Klinische Prozessmanagement: Kohlhammer 2007, S. 19.

[30] M. Uerlich, A. Dahmen, S. Tuschy, U. Ronellenfitsch, K. Eveslage, O. Vargas Hein, G. Türk-Ihli, M. Schwarzbach (2009): Klinische Pfade – Terminologie und Entwicklungsstufen: Perioperative Medizin: 1(3), S. 155–163. <http://linkinghub.elsevier.com/retrieve/pii/S1875277209001054> [download: 22.06.2013].

31 H. Köth, K. Miller, M. Lein, S. Weikert, D. Schmidt, S. Heymann (2009): Entwicklung und Effekte eines standortübergreifenden klinischen Behandlungspfades am Beispiel: „Laparoskopische Prostatektomie": Perioperative Medizin: vol. 1, S. 173–180, <http://linkinghub.elsevier.com/retrieve/pii/S187527720900098X> [download 22 June 2013].

[32] E. Rössner (2010). Zielsetzung von Klinikpfaden: Perioperative Medizin: vol. 2, S. 173–178, <http://linkinghub.elsevier.com/retrieve/pii/S1875277210000290> [download 22. 06.2013].

[33] N. Roeder, D. Hindle, N. Loskamp, Ch. Juhra, P. Hensen, H. Bunzemeier, B. Rochell (2003): Frischer Wind mit klinischen Behandlungspfaden (I): Das Krankenhaus: 1, S. 20 – 27.

und damit um die Behandlungsqualität. Da es in der vorliegenden Arbeit um einen Teil-aspekt zur Sicherung der Finanzierung geht, wird angelehnt an den Begriff des Klini-schen Behandlungspfades und seine Definition durch Roeder der Begriff des Klinischen Indikationspfades (KIP) zur Abgrenzung verwendet und eingeführt. Er wird wie folgt de-finiert: „Der Klinische Indikationspfad stellt den krankenhausindividuellen Konsens der Indikationsstellung zur Erreichung einer festgelegten Indikationsqualität unter Festle-gung der Aufgaben-, Durchführungs- und Ergebnisverantwortlichkeiten dar. Er steuert die Indikationsfindung und dient zugleich als Dokumentationsinstrument zur Sicherstel-lung der Vergütung und erleichtert die Behandlung von MDK-Einwänden."

Erstellung des klinischen Indikationspfades

Damit der klinische Indikationspfad individuell an unterschiedliche Kliniken angepasst werden kann, wird dieser vormodelliert[34]. Dabei unterscheidet sich der Steuerkreis der Vormodellation vom Steuerkreis im Rahmen der späteren Anwendung in den Kliniken. Die Vormodellation stellt einen virtuellen Prozess dar, mit dem Ziel, das Ergebnis als Vorlage an Kliniken zur Anpassung übergeben zu können. Hierdurch soll sichergestellt werden, dass die aus Sicht der Refinanzierung notwendige Prozessstruktur beibehalten wird. Der Steuerkreis zur Vormodellation besteht aus dem Management-Team eines Zulasssungsinhabers für BMP (Verkaufsleiterin, Medical Scientist Manager, Produktma-nager und Reimbursement Manager). Prozessbesitz und Leitung des Steuerkreises wird durch den Reimbursement Manager ausgeübt. Die Moderation der Vormodellation wird durch einen Business Process Analysten unterstützt. Da der Steuerkreis mit dem natio-nalen Management-Team des Produktes identisch ist, ist ihm der gesamte theoretische Bezugsrahmen detailliert bekannt. Die Prozessmodellierung erfolgt analog, durch ma-nuelle Anordnung von beschrifteten Haftzetteln auf einem großen Stück Packpapier (Wallpaper). So werden Schlüsselprozesse, Prozessverantwortliche, Prozessabfolge, resultierende Dokumente, Entscheidungen, zu beachtende verbindliche und optionale Inhalte festgelegt (Anhang B: „Wallpaper"). Der analog modellierte Prozess wird zeitnah auf eine Powerpoint Folie übertragen und digitalisiert (Anhang A: „KIP-BMP").

---

[34] M Greiling (2013): Permanente prozessorientierte Planung der Patientenversorgung: KU-Gesundheitsmanagement 4, S. 38–42.

Anwendung

Der so entstandene virtuelle Prozess eines Klinischen Indikationspfades zur Indikationsstellung von BMP (KIP–BMP) wurde im nächsten Schritt verschiedenen klinischen und Refinanzierungs-Spezialisten vorgestellt. Dies sind einerseits das „Nationale BMP Advisory Board" (beratendes Gremium anerkannter BMP Experten), andererseits zwei Krankenhäuser, in denen BMP für geeignete Patienten durch die beschriebenen Widerstände der Kostenträger zur Behandlung faktisch nicht mehr zur Verfügung stand.

Bei diesen Terminen konnte das Konzept überzeugen. Es wurden Termine zur individuellen Feinmodellierung unter Mitarbeit eines Business Process Analysten für das letzte Quartal in 2013 vereinbart. Weiterhin bestand Übereinstimmung darin, dass der Prozessinhaber und die Steuerkreisleitung in den Krankenhäusern durch die Leitung des Medizincontrollings übernommen werden soll. Der Steuerkreis wird aus Mitgliedern der Berufsgruppen (Unfallchirurgen, Orthopäden, Neurochirurgen, Geschäftsführung, Medizincontrolling, Qualitätsmanagement- und/ oder Qualitätssicherungsbeauftragte, Dokumentationsassistenz) zusammengestellt werden. Darüber hinaus werden Mitglieder des Steuerkreises „Vormodellation" koordinierend teilnehmen. Es ist geplant, den vormodellierten Prozess in einem Workshop mit dem jeweiligen Steuerkreis, individuell auf die Gegebenheiten anzupassen. Entsprechendes ist mit den Mitgliedern des Advisory Boards geplant. In den Kliniken werden die aus dem KIP resultierenden Dokumente („Positivliste", „Evidenzreport", und „2-3 seitige QM-Checkliste") dann Bestandteil des QM-Handbuches des jeweiligen Krankenhauses. Darüber hinaus wird die QM-Checkliste individuell als Steuerungs- und Dokumentationsinstrument im Rahmen der Patientenbehandlung verwendet, um eine einheitliche Indikationsqualität auf dem Boden der gesetzlichen Vorgaben vor Ort zu sichern, und diese im Falle einer fehlenden Kostenübernahme als Kommunikationsgrundlage zu verwenden.

Diskussion

Die Einführung eines Klinischen Indikationspfades und die damit verbundene unmittelbare Nutzung von Qualitätsmanagementverfahren zur Sicherstellung der stationären Vergütung in Deutschland ist bisher nicht beschrieben. Die Kombination aus allgemein-

8

gültiger Vorlage und individueller Anpassung, wie von Greiling[33] systematisiert, scheint das richtige Werkzeug zu sein, um die komplexen rechtlichen Vorgaben für die Leistungserbringer vor Ort handhabbar zu machen. Die Kombination macht die ungewöhnliche Vorgehensweise mit zwei unterschiedlichen Steuerkreisen - mit entsprechender Überlappung - notwendig.

Trotz erster positiver Erfahrungen ist zum jetzigen Zeitpunkt keineswegs sichergestellt, dass die Methode ihr Ziel – Sicherung des Marktzugangs – dauerhaft erreichen wird. Ob die vorgestellte Methode geeignet ist, das Vertrauen der Kostenträger in die Therapie zu gewinnen, oder im Verhandlungsfall die „Kostenbremse" den Vorrang erhält, bleibt abzuwarten. Flankierende Maßnahmen, wie Publikationen, Erstellung von Behandlungsrichtlinien, sowie Produktpräsentationen bei den Kostenträgern zur Erfolgssicherung sind geplant.

Das gesamte Verfahren wird sich einer rechtlichen Bewertung durch Rechts- und Compliance Spezialisten stellen. Dies ist notwendig, da ein Unternehmen der Medizinprodukte-Industrie an dem Gesamtprozess beteiligt ist und dies zu Verletzungen von zahlreichen Regulierungen im Pharmabereich führen könnte. Darüber hinaus besteht die Gefahr, dass die kostenfreie Überlassung des Prozesses als verbotener geldwerter Vorteil ohne adäquate Gegenleistung angesehen werden wird.

Das gesamte Konstrukt des KIP-BMP basiert auf der dargestellten Interpretation der Rechtsprechung und der dargestellten Anspruchsgrundlagen zur Finanzierung von Therapien außerhalb ihrer Zulassung im stationären Sektor. Eine abweichende Rechtsprechung insbesondere durch das BSG auf Bundesebene, die es bisher für der stationären Sektor nicht gibt, kann dem dargestellten Konzept die Grundlage entziehen.

Fazit

Mit dem KIP steht erstmalig ein strukturierter qualitätsgesicherter Prozess zur Verfügung, mit dem der Krankenhaus individuell gefundene Konsens, die zugehörigen Entscheidungen und ihre Grundlagen ex-ante zeitnah, vollständig, lückenlos, plausibel und verständlich dokumentiert werden können, so dass die Indikationsstellung und ihre Grundlagen ex-post nachvollziehbar werden. Hiermit wird den gesetzlichen Rahmenbedingungen zur Finanzierung von Therapien außerhalb der Zulassung im stationären Sektor auf dem Boden des § 137 c SGBV entsprochen. Durch die positiven Reaktionen in zwei Krankenhäusern konnte der Marktzugang für BMP in diesen Krankenhäusern gesichert werden.

Ausblick

Mit der Vorstellung des KIP-BMP in zwei Krankenhäusern und dem „Nationalen BMP Advisory Board" ist dieser in seine Strukturierungsphase[35] eingetreten. Alle feinmodellierten individuellen Prozesse werden in einem weiteren Schritt zu einer neuen „vormodellierten" Vorlage verdichtet werden, Prozessschritte und Prozessergebnisse werden überprüft, das Marktsicherungspotential durch den KIP–BMP wird überprüft und der Prozess ggfl. angepasst. Durch den individuellen Spielraum im Rahmen von Budgetverhandlungen bei individuellen Zusatzentgelten, erscheint es möglich, den KIP-BMP direkt in die Budgetverhandlungen einzubeziehen. Damit würde sich die Möglichkeit eröffnen, die individuelle einzelmeinungsgesteuerte MDK Begutachtung zu umgehen. Darüber hinaus können Kostenträger in den Steuerkreis einbezogen werden, so dass der KIP dann den krankenhausindividuellen Leistungsträger- und Leistungserbringer-übergreifenden Konsens darstellen würde. Weiterhin lässt sich der KIP-BMP einerseits durch Anbindung an bestehende klinische Behandlungspfade oder andererseits durch Dokumentation und Nachverfolgung aller bundesweit auf diese Weise identifizierten Fälle in einem Register erweitern. Hier gewonnene Erkenntnisse können zusammen mit der Aggregation bestehender KIPs in regelmäßige Re-Modellierungen einfließen und die damit verbundene Indikationsstellung sukzessive verbessern. Darüber hinaus stehen so gewonnene Daten einerseits zur Versorgungsforschung zur Verfügung, andererseits könnten unerwünschte Arzneimittelwirkungen im Rahmen der Anwendung außerhalb der Zulassung sicher erfasst und ausgewertet werden. Langfristig könnten aus krankenhausindividuellen-, krankenhausübergreifende Vereinbarungen werden.

---

[35] G.F. Kamiske, T. Füermann, „Prozessmanagement" Hanser Verlag 2012, ISBN 978-3-446-41571-3, Seite 18, 51ff

Anhang

KIP-BMP

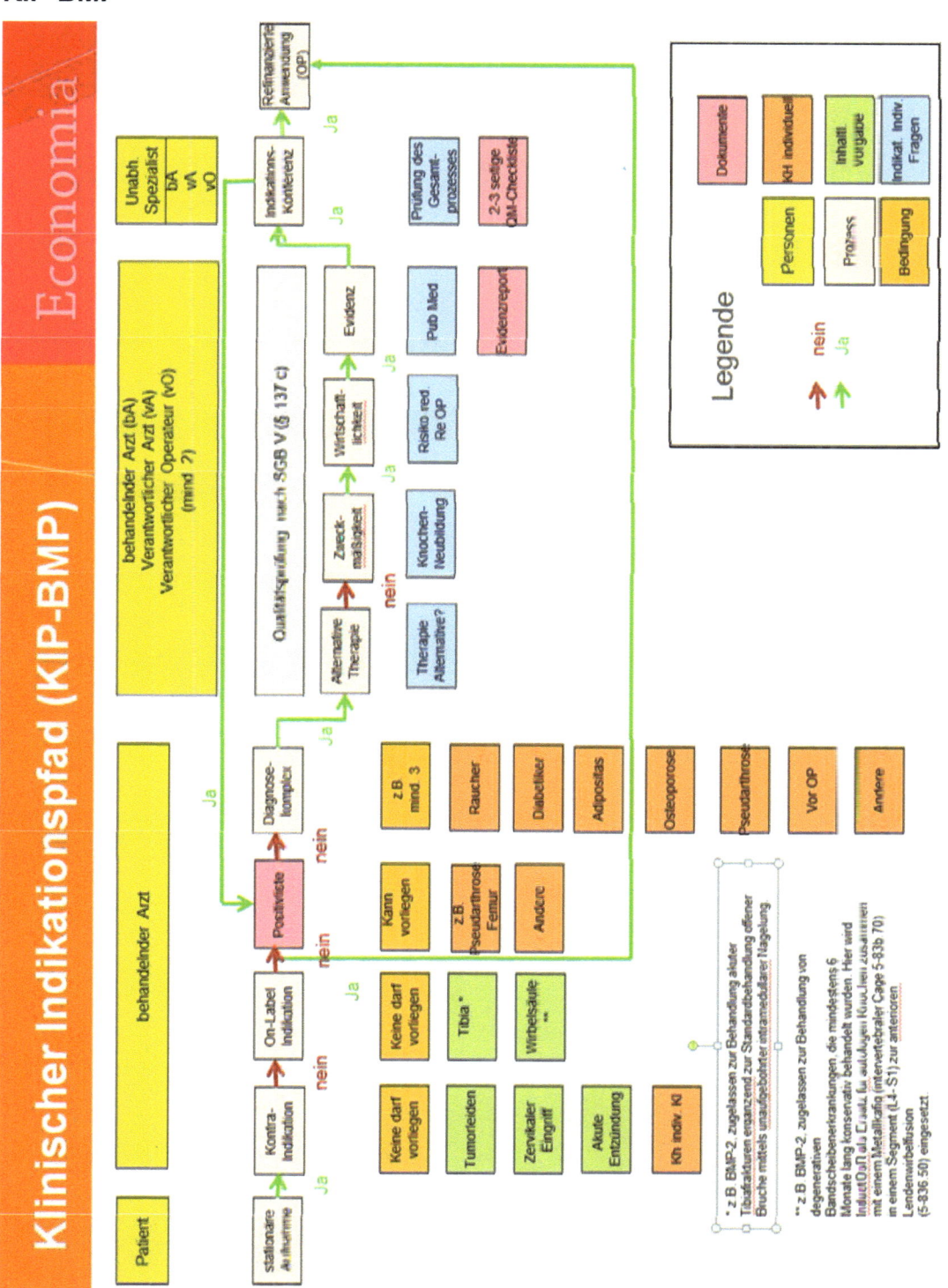

A

Wallpaper

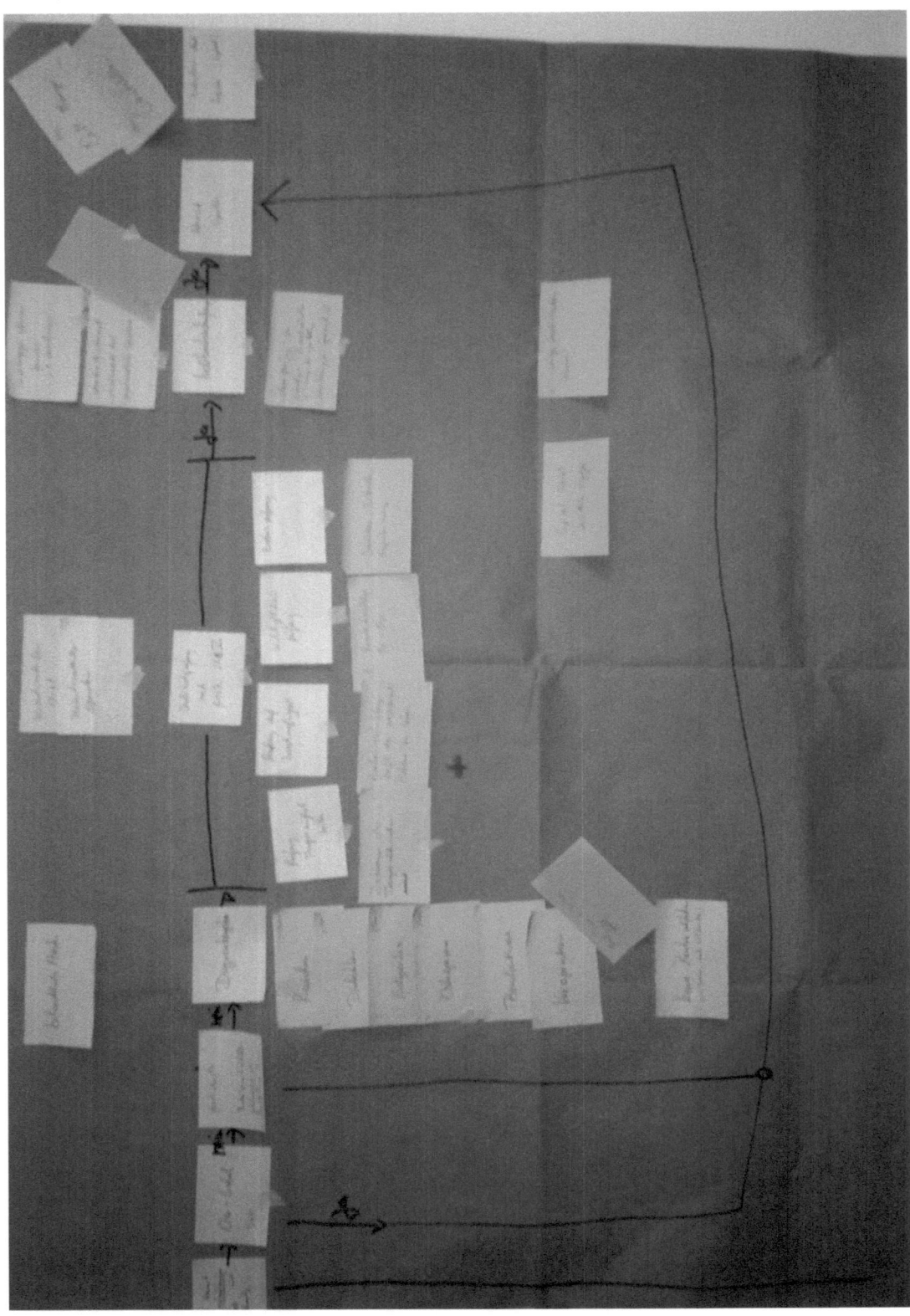

B

MDK-data-collection

Bundesweite Sammlung von 44 Fällen deren Kostenübernahme von den Kostenträgern der GKV in 2012 abgelehnt wurden, davon 43 Fälle mit der wörtlichen Begründung „off-label-use"

Fall	Datum	Postleitzahl	Bundesland	Produkt	Operation (Freitext)	Ablehnungsgrund Vergütung (Freitext)	MDK-Adresse			
60013201	19.05.2012	65189	Hessen	BMP2	Revision bei Schraubenlockerung, Pseudarthrose, Revision	Off-label - ohne weitere Begründung	MDK Wiesbaden			
60013202	19.05.2012	65189	Hessen	BMP2	Revision bei Schraubenlockerung, Pseudarthrose, Revision	Off-label - ohne weitere Begründung	MDK Wiesbaden			
60013203	24.05.2012	65189	Hessen	BMP2	Revision bei Peudarthrose Th10/11 bei Bechterew unter Verwendung eines A..lii-Cages, zweitzeitiges Vorgehen	Off-Label Use ohne weitere Begründung	MDK Wiesbaden			
60013204	24.05.2012	65189	Hessen	BMP2	Revisionsoperation bei Pseudarthrose, Korrekturspondylodese, BWK 10 bis S1, Revision, Stabwechsel + Inductos	Off-Label Use, da Indikation nicht passt (primäre Anwendung)	MDK Wiesbaden			
60013205	16.11.2012	56170	Rheinland-Pfalz	BMP2	Revisionsoperation bei Pseudarthrose, Korrekturspondylodese, BWK 10 bis S1, Revision, Stabwechsel + Inductos	Off-Label use weiter Details nicht bekannt	nicht bekannt			
60013206	16.11.2012	79100	Baden-Würtemberg	BMP2	Revisionsoperation bei Pseudarthrose	Dosierung entspricht nicht der OPS-Kode	nicht bekannt			
60013207	18.11.2012	71706	Baden-Würtemberg	BMP2	Revisions OP	Off-Label LT-Cage, keine Angabe über die Dosierung,				
30013201	27.09.2012	23730	Schlewig-Hostein	BMP2	mehrere Ablehnungen durch MDK durch AOK Nordwest; planen Gang vor Sozialgericht	AOK Nordwest mit der Begründung „off-label" ab, „off-label" bedeutet hier, daß Inductos nicht zusammen mit dem Cage verwendet wird	MDK Nord	BBZ Kiel	Eichkamp 24c	24115 Kiel
30013202	16.11.2012	30652	Niedersachsen	BMP2	1. Ablehnung durch MDK	leider noch keine Info welche GKV; allerdings geht es um die nicht on lable beschriebene Einsetzung von BMP2, also Zugang und passender LT Cage	MDK Hannover Hildesheimer Strasse 20C 3051c Hannover			
60013208	22.11.2012	63889	Hessen	BMP2	nn	off-label LT cage	MDK-Oberursel			
30013209	22.11.2012	63889	Hessen	BMP2	nn	Off-Label LT-Cage, keine Angabe über die Dosierung,	MDK-Oberursel			
70013301	13.01.2013	79035	Bayern	BMP2	Sitzbeinpseudarthrose bei Triple-Osteotomie	Off-label	MDK Bayern			
	04.03.2013	10178	Berlin	BMP2	Refraktur Oberschenkelfraktur	Off-label	MDK Berlin-Brandenburg			
50013301	23.11.2012	35392	Berlin	BMP2		off-label				
50013302	23.11.2012	40225	NRW	BMP2	Revision, Einbringen von BMP-2 (inductOs®) in den Pseudarthrosespalt am Os pubis	off-label	MDK Nordrhein BBZ Aachen Bendelstr. 21 52062 Aachen			
50013303	06.03.2013	42109	NRW	BMP2	Revision	off-label	MDK Nordrhein BBZ Düsseldorf Stresemannstr. 13-16 40210 Düsseldorf			
20012301	17.01.2013	38820	Sachsen-Anhalt	BMP2	keine Wirbelsäule	off label use	MDK Berlin-Brandenburg			
20012302	17.01.2013	38820	Sachsen-Anhalt	BMP2	keine Wirbelsäule	off label use	MDK Berlin-Brandenburg			
20012303	17.01.2013	38820	Sachsen-Anhalt	BMP2	keine Wirbelsäule	off label use	MDK Berlin-Brandenburg			
20012304	17.01.2013	38820	Sachsen-Anhalt	BMP2	keine Wirbelsäule	off label use	MDK Berlin-Brandenburg			
20012305	17.01.2013	38820	Sachsen-Anhalt	BMP2	keine Wirbelsäule	off label use	MDK Berlin-Brandenburg			
20012306	17.01.2013	38820	Sachsen-Anhalt	BMP2	keine Wirbelsäule	off label use	MDK Berlin-Brandenburg			
20012307	17.01.2013	38820	Sachsen-Anhalt	BMP2	keine Wirbelsäule	off label use	MDK Berlin-Brandenburg			
20012308	17.01.2013	38820	Sachsen-Anhalt	BMP2	keine Wirbelsäule	off label use	MDK Berlin-Brandenburg			
20012309	17.01.2013	38820	Sachsen-Anhalt	BMP2	keine Wirbelsäule	off label use	MDK Berlin-Brandenburg			
20012310	17.01.2013	38820	Sachsen-Anhalt	BMP2	keine Wirbelsäule	off label use	MDK Berlin-Brandenburg			
20012311	17.01.2013	38820	Sachsen-Anhalt	BMP2	keine Wirbelsäule	off label use	MDK Berlin-Brandenburg			
20012312	17.01.2013	38820	Sachsen-Anhalt	BMP2	keine Wirbelsäule	off label use	MDK Berlin-Brandenburg			
20012313	17.01.2013	38820	Sachsen-Anhalt	BMP2	keine Wirbelsäule	off label use	MDK Berlin-Brandenburg			
20012314	17.01.2013	38820	Sachsen-Anhalt	BMP2	keine Wirbelsäule	off label use	MDK Berlin-Brandenburg			
20012315	17.01.2013	38820	Sachsen-Anhalt	BMP2	keine Wirbelsäule	off label use	MDK Berlin-Brandenburg			
20012316	17.01.2013	38820	Sachsen-Anhalt	BMP2	keine Wirbelsäule	off label use	MDK Berlin-Brandenburg			
20012317	17.01.2013	38820	Sachsen-Anhalt	BMP2	keine Wirbelsäule	off label use	MDK Berlin-Brandenburg			
20012318	17.01.2013	38820	Sachsen-Anhalt	BMP2	keine Wirbelsäule	off label use	MDK Berlin-Brandenburg			
20012319	17.01.2013	38820	Sachsen-Anhalt	BMP2	keine Wirbelsäule	off label use	MDK Berlin-Brandenburg			
20012320	17.01.2013	38820	Sachsen-Anhalt	BMP2	keine Wirbelsäule	off label use	MDK Berlin-Brandenburg			
20012321	17.01.2013	38820	Sachsen-Anhalt	BMP2	keine Wirbelsäule	off label use	MDK Berlin-Brandenburg			
20012322	17.01.2013	38820	Sachsen-Anhalt	BMP2	keine Wirbelsäule	off label use	MDK Berlin-Brandenburg			
20012323	17.01.2013	38820	Sachsen-Anhalt	BMP2	keine Wirbelsäule	off label use	MDK Berlin-Brandenburg			
20012324	17.01.2013	38820	Sachsen-Anhalt	BMP2	keine Wirbelsäule	off label use	MDK Berlin-Brandenburg			
20012325	17.01.2013	13509	Berlin	BMP2	Wirbelsäule	off label use	MDK Berlin-Brandenburg			
20012326	17.01.2013	13509	Berlin	BMP2	Wirbelsäule	off label use	MDK Berlin-Brandenburg			
20012327	17.01.2013	12101	Berlin	BMP2	Wirbelsäule	off label use	MDK Berlin-Brandenburg			
20012328	17.01.2013	12101	Berlin	BMP2	Wirbelsäule	off label use	MDK Berlin-Brandenburg			

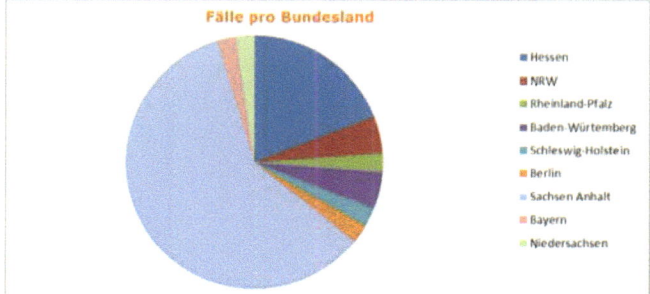

Fälle pro Bundesland

- Hessen
- NRW
- Rheinland-Pfalz
- Baden-Würtemberg
- Schleswig-Holstein
- Berlin
- Sachsen Anhalt
- Bayern
- Niedersachsen

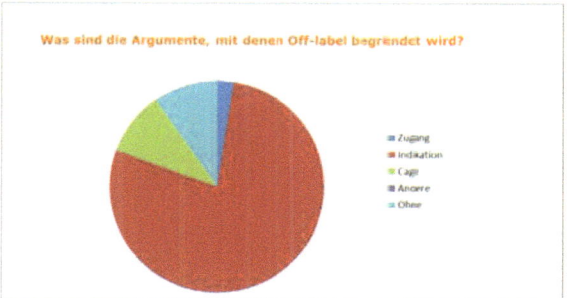

Was sind die Argumente, mit denen Off-label begründet wird?

- Zugang
- Indikation
- Cage
- Andere
- Ohne

C